AF500831

RÉFLEXIONS

SUR

L'ÉTAT ACTUEL ET L'AVENIR

DE LA FRANCE

ET DE L'EUROPE.

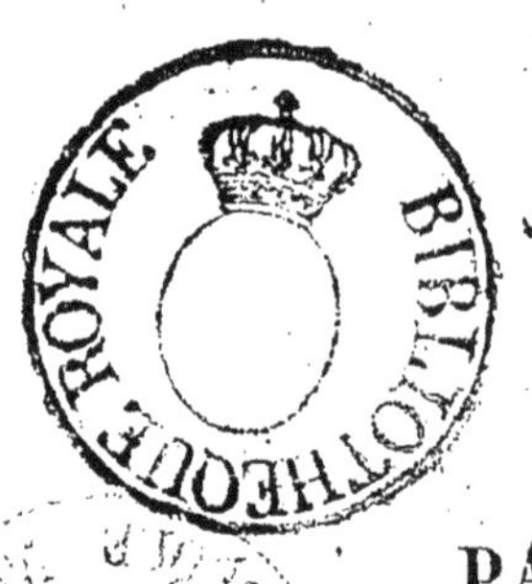

PARIS,

AB. CHERBULIEZ, LIBRAIRE,

RUE DE SEINE-SAINT-GERMAIN, N° 57.

GENÈVE, MÊME MAISON.

1832.

PARIS, IMPRIMERIE DE DECOURCHANT,
RUE D'ERFURTH, N° 1, PRÈS DE L'ABBAYE.

RÉFLEXIONS

SUR

L'ÉTAT ACTUEL ET L'AVENIR

de la France et de l'Europe.

On dit qu'il faut se détacher tout-à-fait de la terre pour pouvoir bien juger ce qui s'y passe : reste à savoir seulement comment s'y prendre. J'ai essayé cent fois de monter au haut d'un clocher pour voir si mes idées deviennent plus indépendantes de la terre à mesure que je m'en éloigne ; et j'ai toujours découvert, à mon grand désappointement, que j'y tenais encore, soit par la tour qui me portait et que porte la terre, soit parce que je ne voyais autour de moi que la terre et toujours la terre, avec les bipèdes qui fourmillent dessus. Un heureux hasard à la fin m'a appris le seul moyen de m'isoler, moyen qui sera unique tant qu'on n'aura pas perfectionné la natation dans les airs.

Il est indispensable pour cela d'abord d'être bon nageur, et puis d'habiter sur le bord de la mer; ces deux conditions remplies, il n'y a qu'à faire comme moi. Tous les matins, à six heures, je prends une barque qui me porte à une lieue, plus ou moins, de distance du bord; la barque s'arrête dans un endroit où il n'y a point de courant; on jette l'ancre, et moi je me jette dans l'eau. Après m'être baigné quelques minutes, je plonge à plusieurs reprises pour essayer de toucher le fond. Je n'y parviens pas; et c'est précisément ce qu'il me faut : car 25 ou 100 pieds de haut entre moi et le fond, cela m'est égal; il n'y a plus de terre pour moi. Alors je me couche sur le dos, les bras croisés sur la poitrine, les yeux fixés sur la voûte céleste; et ne voyant plus de terre nulle part, je commence à réfléchir sur ce qui s'y passe.—Voici les réflexions qui me sont venues ce matin.

Ainsi que l'Océan, toutes les choses de ce monde ont leur flux et leur reflux : dans la société humaine, c'est sa composition et sa décomposition. Voilà pourquoi je ne connais aucune de ces divisions de l'histoire en époques, en empires. En fait de périodes, je n'en admets que deux, l'une accomplie, l'autre à accomplir; et pour ce qui regarde l'époque, il n'y en aura jamais qu'une seule; c'est *la croix: avant* et *après elle*, voilà mes seules divisions pour l'histoire.

Comme je n'ai pas le temps de me laisser aller aux hypothèses, puisque de temps à autre une vague vient me passer sur le visage, je me tiens strictement à l'historique, et laisse aux autres les recherches sur les Atlantides, les Préadamites, etc. Sans admettre donc et sans nier l'existence d'une société composée et décomposée, antérieure à celle que je vois à la lueur du flambeau de l'histoire, je m'arrête à ce qui me paraît certain et me dis : Les empires assyrien, mède, persan, grec, ne sont que les vagues successives du même flux, et Rome république est la dernière de ces vagues qui est venue se briser au pied de la Croix. D'ici commence la décomposition de la société, le reflux dont les vagues rétrogrades sont le despotisme à Rome, l'avilissement de l'espèce humaine à Bysance, son abrutissement sous les barbares; l'extinction de toutes les lumières; enfin la détérioration de la religion chrétienne, étouffée sous le fanatisme et la superstition. Ainsi le moyen âge est le degré le plus infime de l'abaissement de l'espèce humaine, comme le dernier siècle de Rome libre est le point culminant de son perfectionnement progressif[1].

Entre deux forces, l'impulsive et la répulsive, lorsque la première commence à s'affaiblir, et que la dernière n'a pas encore acquis le degré d'énergie qu'elle doit bientôt reprendre, il y a un moment d'équilibre où le mouvement cesse : c'est le milieu du XVe siècle. Mais l'état stationnaire ne dure pas long-temps, et

[1] Quand J. de Muller appelle le moyen âge *le siècle du mérite inconnu*, il a raison puisqu'il parle du mérite individuel; moi je n'ai en vue que la société en général.

voilà le flux qui recommence dès la fin de ce même siècle. Deux puissans génies sont suscités par la Providence, exprès pour accélérer la grande révolution. C'est Cristophe Colomb et Luther. Le premier ouvre à l'activité industrielle de l'homme une carrière qui n'a plus de bornes, car un globe n'en connaît point d'autres que chaque point de sa superficie ; le second, Luther, en ouvre une autre d'un intérêt bien plus grand et plus cher à l'humanité ; c'est celle de la religion, qui, depuis ce réformateur, n'a plus cessé de tendre vers son but, l'Evangile dans sa sublime pureté, ce code divin de la dignité et de la liberté de l'homme. L'impulsion une fois donnée, tous les phénomènes du perfectionnement progressif de l'esprit humain dans les sciences et dans les arts, n'en sont qu'une conséquence rigoureuse. Dans les progrès de la politique, l'Angleterre est la fille aînée de la réformation ; c'est à elle qu'elle doit tous ses succès. L'Amérique est allée plus loin que sa métropole ; mais elle les lui doit encore, parce qu'elle est sortie du sein de l'Angleterre. Veut-on se convaincre davantage de l'influence qu'a exercée la réformation sur les sociétés politiques de l'Europe ? il n'y a qu'à opposer l'Allemagne septentrionale à l'Allemagne méridionale ; la Suède, le Danemark et même la Prusse, malgré son fatal système militaire, à l'Italie, l'Espagne, le Portugal ; et enfin la France calviniste à la France apostolique romaine. J'en demande bien pardon à la majorité des Français, mais je dirai sans détour, que si

Napoléon avait voulu, au lieu de concordat, introduire le culte réformé comme culte de la majorité, il en serait autrement de cette France qu'il a sacrifiée à son ambition insensée. On aura beau chercher ailleurs les raisons qui ont entravé et entravent encore sa marche, d'ailleurs noble et généreuse; elles sont toutes dans son culte : car, il faut le dire, ce culte n'est pas la religion chrétienne, il ne l'a jamais été; mais au moins on l'a cru tel, tandis qu'à présent on n'y croit plus; ce qui fait qu'à proprement parler il n'y a plus de religion en France. Le catholicisme n'y est maintenant, pour l'Église, qu'une secte d'hiérarques intolérans; et pour la politique, une faction dangereuse, en ce qu'elle sent très-bien qu'elle ne peut se soutenir encore quelque temps qu'en s'opposant de toutes ses forces aux progrès des lumières. Et voilà précisément ce qui explique cette alliance intime que nous voyons aujourd'hui entre le pape et l'absolutisme, de quelque couleur qu'il soit....

Je n'aime rien tant que le repos. La preuve en est que je le cherche même sur l'élément de tous le plus agité, car me voici couché dans la mer comme si je l'étais sur mon lit. Or, comme il n'y a pas de repos sans ordre, j'aime aussi beaucoup ce dernier, et je voudrais que tout le monde l'aimât autant que moi : malheureusement on en est très-loin encore.

Quelle est donc cette fatalité qui aveugle jusqu'ici les pasteurs spirituels et les *pasteurs des peuples*? Dans ce grand naufrage, la Providence leur jette une planche de salut, et ils s'obstinent à la repousser. Hiérarques! embrassez l'Évangile; c'est là votre planche de salut. Despotes! qui l'êtes encore de fait et ne l'avez jamais été de droit, méditez aussi ce même Évangile; vous y trouverez ou votre arrêt, si vous vous obstinez à méconnaître les décrets de la Providence, ou votre salut, si vous vous soumettez à la volonté de Dieu, trop clairement manifestée de nos jours pour ne pas la reconnaître, à moins de fermer les yeux à la lumière.

Pourquoi les sociétés bibliques, l'interprétation des écritures saintes, sont-elles si strictement défendues dans tous les pays soumis à la domination spirituelle du Pape? — *C'est parce que l'Évangile est le code par excellence de la liberté et de l'égalité*: Non pas de cette liberté qui n'est qu'une licence effrénée, fille de l'anarchie, source de tous les désordres et de toutes les calamités qui déchirent les sociétés, et dont nous voyons aujourd'hui les déplorables effets dans ces scandaleux attroupemens de vagabonds vomis par les égoûts de Paris; — Non pas de cette égalité, chimère de quelques esprits creux qui ne se doutent pas que, dans l'univers entier, il n'y a que Dieu qui soit égal à lui-même, et que, dans le monde physique comme dans le monde moral, il n'y a pas deux atomes qui se ressemblent, pas deux puissances qui soient égales, et que c'est précisément cette inégalité qui constitue l'harmonie dans l'univers. — Non! la liberté que le Sauveur est venu révéler à la terre n'est que le réveil de cette conscience que l'homme doit avoir de sa propre dignité, sentiment qui l'élève à la hauteur de sa sublime vocation, et qui fait qu'il ne peut plus être l'esclave d'un autre homme comme lui. Non! l'égalité, cette essence de la morale pratique de l'Évangile, n'est autre chose que l'application du précepte : *Ne fais pas aux autres ce que tu ne voudrais pas que l'on fît à ton égard.* Voilà la loi et les prophètes; c'est là cette égalité devant la loi divine, qui ne connaît ni premier ni dernier, qui ordonne de voir des frères et non des maîtres dans ses semblables[1].

Des maîtres!... Et se peut-il qu'il s'en trouve d'assez aveugles pour s'imaginer qu'il y ait un coin en Europe où on croit encore que Dieu a créé les peuples pour les rois, et non les rois pour les peuples!.....

[1] C'est le pape Pie VI qui fut le premier à saisir le vrai sens de l'Evangile dans sa doctrine relativement à la société civile. Il fit publier, en 1791, *les Droits de l'homme fondés sur la religion chrétienne,* qu'il voulait opposer à cet autre *Droit de l'homme* proclamé par l'assemblée constituante. Nicolas Spedalieri, Sicilien, docteur et professeur de théologie, fut l'auteur du livre intitulé *De' Diritti dell' Uomo* écrit par ordre du pape, et imprimé à Assise en 1791. Depuis, et lorsque la révolution française prit une tournure toute différente de ce qu'elle était au commencement, le même pape, regrettant de s'être trop hâté de découvrir le grand arcanum, fit soigneusement rechercher partout les exemplaires *De' Diritti dell' Uomo* pour les supprimer. Fort peu se sont sauvés de ces enfans de Bethléem, et j'ai le bonheur d'en avoir gardé un chez moi.

— Un Français, homme d'esprit, me disait l'autre jour : *La royauté est un culte en France.* — Elle l'a été, j'en conviens ; mais c'est précisément parce qu'elle ne l'est plus, que rien au monde ne pourra rétablir ce culte. Des autels renversés ne se relèvent jamais ; et les efforts que feraient les rois pour rétablir leur culte *par droit divin* seraient aussi inutiles qu'avaient été ceux de Julien pour détrôner le Christ et mettre Jupiter à sa place. De tels rois, quand ils sont bons, ne seraient tout au plus que des idoles que l'on encense encore par convention, et non par conviction : malheur à eux s'ils prétendent encore à l'idolatrie ! Une belle statue qui a cessé d'être l'objet du culte peut encore être conservée dans l'intérêt de l'art ; mais le peuple n'est pas artiste, il est artisan, et du moment qu'il a cessé d'adorer une statue, il la brise.

Je suis loin, moi, d'être contre la royauté ; je dirai même que je suis l'ami des rois, car je sais fort bien que le monde social a connu d'heureux jours sous les Antonins, qu'il a respiré et a eu quelques momens brillans dans la moitié du siècle passé ; de sorte que si je pouvais contribuer à rétablir le culte de la monarchie par droit divin, tout faux qu'il est, j'y travaillerais de toutes mes forces, dans l'intérêt qui m'est si cher de l'ordre et de la tranquillité : mais quand la chose est impossible, que reste-t-il à faire ? Ne pas s'opposer follement aux décrets de la Providence. Jamais les flatteurs des rois ne leur diront cette vérité ; qu'ils y réfléchissent donc, et qu'ils apprennent à céder au temps et à temps.

Qu'est-ce qui a produit le plus de troubles dans la société politique ? sont-ce les concessions faites à temps et avec mesure, ou l'obstination à ne pas voir ce qui est indiqué par le doigt de Dieu ? Si Philippe II ne s'était pas obstiné à refuser aux Belges leurs droits et priviléges, qu'il pouvait leur accorder *comme des concessions*, ses descendans seraient encore maîtres des Pays-Bas. — Si Charles Ier d'Angleterre avait eu la prudence de céder aux justes prétentions du parlement, avant d'avoir perdu la confiance de sa nation, il serait mort roi. — Si Jacques II avait eu l'esprit de concéder, sans appeler l'étranger à son secours et sans se mêler des affaires de religion, sa race peut-être régnerait encore sur les îles britanniques. — Si Charles X n'avait pas eu la fatale idée d'imiter en tout les derniers Stuarts, il ne serait pas, à l'heure qu'il est, dans leur palais de Holy-Rood. — Enfin, si l'empereur Alexandre, après avoir donné une charte aux Polonais, avait su la maintenir et la respecter, son successeur n'aurait pas été témoin de la boucherie de deux nations d'une origine commune, qui sont faites pour s'aimer et s'estimer, et non pour s'entre-égorger...

Ici, une vague est venue déranger ma position, et m'a obligé de décroiser mes bras pour me replacer sur le dos. Ce mouvement, sans me faire perdre le fil de mes réflexions, leur a donné une direction différente : des généralités, je suis passé à la spécialité; je portai mon attention sur ce qui se passe aujourd'hui, et particulièrement en France.

Tros Tyriusve mihi nullo discrimine agetur.

Voilà d'abord ma profession de foi. Devenu étranger à mon pays, je ne tiens pas plus à la France qu'à la terre dans ce moment. Je puis donc en juger au moins sans prévention, et si je me trompe, ce sera de bonne foi : *sine ira et studio.*

Je commence par me dire : le Français est foncièrement bon; il est spirituel, même trop, car souvent il a de l'esprit aux dépens de la raison; ce qui fait qu'avec son imagination vive, effet de la surabondance d'esprit, il ne sait pas s'arrêter là où il faut, mais il se précipite avec impétuosité tantôt vers un extrême, tantôt vers un autre; aujourd'hui divinisant Robespierre, demain se déchaussant pour suivre pieds nus une procession de missionnaires. De là cette inconstance, cette versatilité qu'on attribue à la légèreté de son caractère, mais à tort; car le défaut n'est pas dans le caractère mais dans l'esprit : je lui en souhaiterais moins, et ce serait un homme parfait.

Ce *juste milieu* d'aujourd'hui, ou le *ne quid nimis* des anciens, objet de tant de plaisanteries, de sarcasmes, et qui me semble n'avoir pas le mot pour rire, est précisément ce qui manque à la France, et qui fait qu'elle commence bien et qu'elle finit mal. Prenons pour exemple ce qui s'est passé dans le période de 1789 à 1804 : on ne pouvait pas mieux commencer ; mais les commençans, au lieu de marcher et de s'arrêter... n'en déplaise aux moqueurs ! — dans le *juste milieu*, se sont mis à courir, ont voulu imiter les dieux d'Homère et se sont cassé le cou. Passe encore pour les meneurs et les faiseurs ; ceux-là n'ont eu que ce qu'ils ont mérité ; mais malheureusement c'est la France qui a payé par des flots de sang et de larmes l'impatience de ses utopistes qui l'ont poussée du désordre à la terreur, de celle-ci dans l'anarchie, pour la replacer à la fin au même point d'où elle était partie douze ans auparavant : au despotisme, brillant sans doute de gloire au dehors, mais avilissant au dedans. Ça valait-il la peine de commencer ! et maintenant c'est encore la même chose : une demi-génération de ce qu'on appelle en France *éducation constitutionnelle* n'a servi de rien. C'est toujours la peur d'un côté, et la témérité de l'audace de l'autre. La seule différence, c'est que la peur a changé de gîte ; ce sont les gouvernans qui tremblent maintenant, et l'on sait qu'avec la peur l'on ne gouverne jamais bien.

Depuis le fameux programme, on ne voit que cela ; sur un pas que cèdent les trembleurs, l'audace insensée en empiète dix. — La révolution a été faite, dit-on, par le peuple : — j'en conviens. — Donc il faut tout faire par ce peuple ; — je le nie, par la raison que le peuple ne sait pas et ne saura jamais ce qu'il veut. — Ma maison brûle ; une foule accourt et abat le pan d'un mur pour empêcher la combustion de l'édifice en entier : est-ce une raison de dire qu'il appartient à cette foule de reconstruire ma maison? certes, non; il y a des architectes pour cela, et il s'en trouverait en France, et d'habiles, si ceux qui parlent au nom du peuple (de ce peuple qui ne parle ni ne pense), qui se croient la nation incarnée, ne venaient se mêler de tout, pour tout gâter, tout entraver.

L'opposition, pour cette espèce de gens en France, n'est pas, comme en Angleterre, la conviction intime d'un principe contraire à celui qu'on veut combattre : c'est un métier, une profession obligée de toutes les ambitions déjouées, des vanités froissées, des amours-propres irrités de ne pas signifier quelque chose. En cela veut-on savoir ce que c'est qu'un caractère *éminemment* français : c'est Érostrate.

Lisez ce qui se dit dans la chambre des députés; beaucoup d'esprit sans doute, et le plus souvent pas un mot de raison. Bavardage, disputes sur des mots, fatras de métaphysique; jamais la question discutée comme elle a été posée; divagations continuelles; de temps à autre insultes personnelles, et toujours attaques acharnées contre le ministre quel qu'il soit : Polignac ou Périer, c'est égal; il suffit qu'il soit nommé ministre aujourd'hui, pour devenir dès le lendemain la bête noire de l'opposition. Introduit dans la salle, sans savoir quelle salle, et sans pouvoir distinguer les barbes grises de quelques disputans, on croirait assister à un exercice d'écoliers en rhétorique, qui débitent leurs amplifications sur des thêmes pris dans la république de Platon ou dans l'utopie de Thomas Morus.

Malheureusement ces écoliers sont législateurs, et leurs thêmes sont des lois qu'on discute... Propose-t-on celle des élections : les Érostrates demandent d'abord le *suffrage universel.* Est-il question de la pairie : on en abolit l'hérédité, non pas parce qu'elle est devenue inutile dans une monarchie démocratique, mais parce que telle est la volonté du peuple souverain représenté par une poignée d'élèves de l'École-Polytechnique sur la place Vendôme.

Confusion, désordre dans les idées; de là dans le langage. Il n'y a pas un de ces mots qui expriment les idées dominantes, je dirai les *idées fixes* du siècle, qui soit pris dans sa juste acception. Je n'en citerai que deux seulement pour faire voir à quel point la passion est non seulement mauvaise logicienne, mais encore détestable grammairienne. *Homme libéral,* par exemple, signifie, chez les uns un conspirateur pour le moins, un propagateur de principes subversifs de la société, une espèce de vampire politique dont le contact est funeste à tout gouvernement organisé; d'autre part, ceux qui aiment à se glorifier de ce nom croient que c'est un titre à tout oser, à ne rien respecter, à détruire tout, à renverser tout, quitte à rester seuls debout. Certes ni Pascal, ni Fénelon, ni Rousseau même, n'entendraient ce mot dans ce sens; mais que sont ces *vieilles perruques*, ces *ganaches* en comparaison des *enfonceurs* d'aujourd'hui ! — Un autre mot, *égalité* : combien y a-t-il de ceux qui se sont bien défini ce mot, et qui ont compris qu'on ne peut jamais le prononcer sans sous-entendre, *devant la loi*, c'est à-dire l'unique condition de la loi, sans laquelle le mot même de la loi serait vide de sens ? Eh bien, c'est tout autre chose ; car les uns, au seul son de ce mot, frémissent et croient déjà voir un chiffonnier s'asseoir à côté d'un pair de France, et les marquises du faubourg Saint-Germain confondues avec les dames de la halle ; — tandis que les autres n'y voient rien moins qu'une égalité absolue, c'est-à-dire le nivellement de toutes les conditions dans la société civile, le rêve de Jean-Jacques réalisé ; et les Saint-Simoniens allant plus loin encore, visent à la communauté des biens : pour eux plus d'hérédité, plus de propriété, c'est-à-dire plus de base à la société. Là il y aurait véritablement de quoi frémir, s'il n'y avait à opposer à tant d'extravagances que le bon sens du petit nombre ; mais, fort heureusement il y a encore les lois éternelles et immuables de l'humanité ; et celles-là sont établies par un législateur qui ne les change pas quand il les a une fois données.

La France entière (disons mieux l'Europe entière hormis ce qui est en dehors de la civilisation), la France, dis-je, est partagée, comme sa chambre des députés, en trois grandes divisions : en droite, gauche, et centre. L'extrême de la première veut un roi à tout prix. Charles, Napoléon ou Henri, c'est égal pour les gens de cette catégorie, qui entendent par *principe monarchique* le pouvoir absolu, et soupirent après le retour de l'arbitraire, autant par intérêt personnel que par amour pur du despotisme. Leur éducation, leurs habitudes les ont formés à cela; et la servitude est leur nature, leur vocation. A l'extrême gauche on ne veut pas de rois, sous aucune condition. Niveleurs, puritains politiques, ils visent à abattre, à renverser tout ce qui existe, s'imaginant qu'il suffit de détruire *a priori*, pour qu'il en résulte *a posteriori*, et comme *ex machina*, leur république, fantôme qu'ils se sont créé sur le modèle que leur offre l'Amérique, sans jamais avoir pensé à la différence des élémens dont se compose la société en Europe et celle des États-Unis du Nouveau-Monde. De ces deux extrémités opposées, les opinions, par des gradations et des nuances imperceptibles, viennent se fondre dans le centre, et forment ce qu'on appelle le *juste milieu*. Ici on veut de bonne foi la monarchie constitutionnelle; et comme ce parti est sans contredit le plus sensé de tous, il forme conséquemment la petite minorité. En butte aux imbéciles et aux extravagans, tiraillé de part et d'autre, c'est un miracle que jusqu'ici il ait pu se tenir debout; et il faut convenir que si quelque chose arrête encore la France aux bords de l'abîme, c'est le ministère actuel.

Lorsqu'on dit donc que c'est aujourd'hui la lutte des rois et des peuples, il y a quelque vérité en cela; mais ce n'est pas encore définir assez l'état actuel de la société en France comme dans l'Europe entière:

son caractère distinctif est la *peur*. Les gouvernans et les gouvernés ont peur les uns des autres : les premiers, comme l'abbé Baruel qui voyait des Jacobins partout, ont peur de tout homme pensant comme d'un être dangereux au pouvoir; les derniers s'imaginent qu'il suffit de porter le nom de roi pour viser au pouvoir absolu ; voilà que gouvernans et gouvernés gagnent la fièvre de la peur, et dans leur délire font ce qui est le plus contraire à leur guérison.

Dans cet état de choses, ce qui pourrait arriver de plus heureux à la France, c'est le triomphe complet de sa minorité, et que le ministère Périer réussisse à établir solidement la monarchie constitutionnelle, sans cependant jamais perdre de vue que le *solidement* ici n'est que relatif, et que cette *monarchie* même n'est qu'un état transitoire, un provisoire, en attendant le vrai gouvernement *représentatif*; gouvernement qui a pour objet la prospérité de *tous*; qui connaît des droits égaux à *tous* ; qui n'a d'autre mesure, dans l'exercice de son pouvoir, que la volonté le plus simplement et par conséquent le mieux exprimée de *tous*. On peut se tromper encore en assignant l'époque où ces principes recevront partout leur application : mais pour ce qui est de leur vérité, cela n'est plus sujet à contestation.

L'homme a été créé libre, et ce n'est qu'en s'éloignant de son origine qu'il est descendu degré par degré à l'état de servitude le plus abject, tel que l'histoire nous le montre au commencement de l'empire romain. Il n'y a qu'à ouvrir les annales de Tacite, pour voir à quel point d'avilissement peut parvenir la société civile, quand, abandonnée de Dieu, elle est livrée sans frein à ses vices, à ses passions, et au plus funeste de tous ses préjugés, à l'irréligion. Le mal était à son comble; la crise devait se faire; et le Sauveur parut sur la terre pour rappeler l'homme à sa vocation. Dès-lors, malgré toutes ses aberrations, l'homme a toujours avancé vers son but, qui est la vraie religion, ou l'accomplissement de la civilisation. Parvenu au point où il se trouve aujourd'hui, il a reconnu en lui les facultés de vouloir et de pouvoir être libre; de sorte que ce que nous appelons à présent civilisation n'est encore que la marche progressive de toutes les communautés d'hommes vers cette liberté, dont le triomphe est immanquable, parce que c'est la cause de Dieu même.

Les Tarquins disaient à Porsenna, en plaidant leur cause: *Nisi quantâ vi civitates libertatem expetant, tantâ regna reges defendant: æquari summa infimis; nihil excelsum, nihil quod supra cætera emineat, in civitatibus fore....* — Les Tarquins d'aujourd'hui disent la même chose, et cependant n'osent plus achever la phrase de Tite-Live : *Adesse finem regnis, rei inter deos hominesque pulcherrimæ.* Au lieu de ce dernier argument, il leur reste à employer celui des baïonnettes; et ils ne manqueront point de s'en servir, tant que le soldat ne sera que la brute qui sert d'instrument à la force brutale.

Cependant cela n'est déjà plus tout-à-fait le cas

dans une bonne partie de l'Europe; et l'Angleterre, malgré toute l'opposition de son aristocratie, sera la première à donner en Europe l'exemple d'un gouvernement *purement représentatif*, et prouvera au monde que même un grand état peut se passer d'un roi. Depuis son bil de réforme, elle marche déjà d'un pas rapide vers ce nouvel état de choses. Suivront après l'Allemagne, et à longs intervalles le Nord et l'Italie. Pour l'Espagne et le Portugal, ces deux pays sont encore, comme la Turquie, en dehors de la civilisation. La France.... je ne sais trop qu'en penser; mais j'ai bien peur qu'elle n'arrive la dernière; si encore, par bonheur, elle ne gâte pas tout chez elle, et n'entrave chez les autres en se pressant trop. En tout cas il lui faut voir passer deux générations pour le moins : la première, qui n'a rien oublié, et la seconde qui n'annonce pas avoir appris grand chose. Une monarchie constitutionnelle bien établie serait donc pour elle la meilleure des écoles préparatoires, si elle a l'esprit et la patience de ne pas se presser.

Quand cela viendra-t-il? — Je l'ignore; mais je voudrais que cela soit déjà demain, car avant tout j'aime le repos, et que rien ne m'empêche de me baigner tous les matins. Au reste, que plus tôt ou plus tard cela doit arriver, j'en suis sûr et certain, et cela parce que je suis optimiste autant que l'était Leibnitz [1].

[1] Il est clair que je n'ai pas de livres à côté de moi; et de mémoire je ne saurais citer Leibnitz : mais si le lecteur est curieux, il peut facilement trouver l'endroit dans l'*Adristea* de Herder.

Ce philosophe prophète n'a-t-il pas prédit la révolution politique de l'Europe, à peu près cent ans avant qu'elle eût éclaté ? — Elle est arrivée. — Il prédit encore que ses derniers résultats seront pour le bien de l'humanité : — Et pourquoi en douterais-je? Je crois d'autant plus à ses prédictions qu'elles s'accordent avec mon système de la recomposition finale de la société. Le doigt de Dieu, que je vois partout, m'indique, dans la tempête révolutionnaire, ces vagues fortes, ces lames, ces brisans qui renversent ce qu'ils rencontrent, mais qui poussent le flux en avant, et lui font gagner en quelques secondes ce qui demanderait des heures entières en temps calme. Or, par cela même que la décomposition a eu lieu, il est impossible que la recomposition ne se fasse à la fin. Se fera-t-elle sans obstacles? j'en doute; la route de la perfectibilité est difficile et raboteuse, et nous sommes encore loin du terme; mais nous avançons toujours. La vague écumante se brise sur la plage et recule; cependant le flux gagne imperceptiblement : c'est l'image de la civilisation, dont le but, le complément est dans *le triomphe de la religion*. Ici je ne parle ni de catholique, ni de grecque, ni de protestante, mais de l'Évangile dans toute sa pureté et débarrassé de ses dogmes parasites, que le fanatisme a inventés, et la fraude imposés aux humains, pour les conduire en les aveuglant. Lorsque la Sainte-Alliance a voulu introduire un nouveau droit des gens en Europe, basé sur l'Évangile, il n'y a eu d'erreur que dans le but qu'elle se proposait; car, pour ce qui est de ce droit, comme de tous les autres qui forment la base de l'ordre social et politique dans la chrétienté, il n'y en a pas, et il ne peut pas y en avoir d'autre que l'*Évangile;* et cela est vrai à telles enseignes, que les absolutistes d'aujourd'hui, pour être conséquens, n'auraient rien de mieux à faire qu'à abjurer le christianisme, et se mettre à prêcher le Koran.

www.ingramcontent.com/pod-product-compliance
Ingram Content Group UK Ltd.
Pitfield, Milton Keynes, MK11 3LW, UK
UKHW012132240726
13965UKWH00005B/2135

9 782013 193832